QUELQUES RÉFLEXIONS

SUR L'INSTITUTION

DU

TRAITEMENT THERMAL A VICHY

PAR LE DOCTEUR SÉNAC,

ANCIEN INTERNE DES HOPITAUX DE PARIS,
MÉDECIN CONSULTANT A VICHY, ETC.

PARIS

IMPRIMERIE CENTRALE DES CHEMINS DE FER

DE NAPOLÉON CHAIX ET Cⁱ,

Rue Bergère, 20, près du boulevard Montmartre.

1861

QUELQUES RÉFLEXIONS

SUR L'INSTITUTION

DU

TRAITEMENT THERMAL A VICHY

PAR LE DOCTEUR SÉNAC,

ANCIEN INTERNE DES HOPITAUX DE PARIS,
MÉDECIN CONSULTANT A VICHY, ETC.

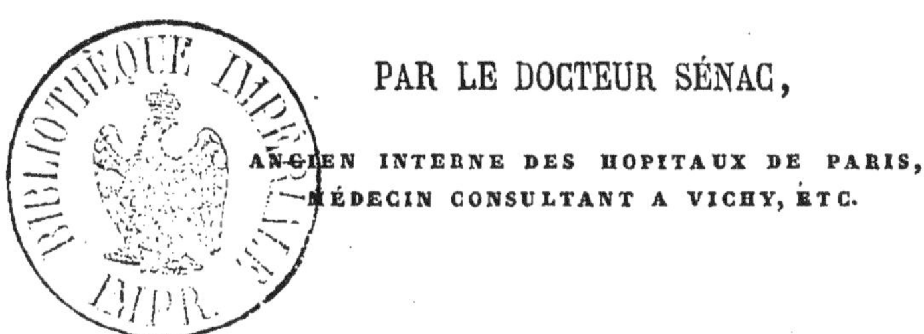

PARIS

IMPRIMERIE CENTRALE DES CHEMINS DE FER

DE NAPOLÉON CHAIX ET C*,

Rue Bergère, 20, près du boulevard Montmartre.

1861

AVANT-PROPOS

Nous n'entendons pas faire un livre sur
Vichy ; notre intention est seulement de
publier quelques réflexions que nous sug-
gère l'observation de ce qui se passe chaque
jour sous nos yeux. — Avertir est la seule
mission que nous voulions nous donner.
Profitera qui voudra.

Indiquer théoriquement et *à priori,* pour
chaque maladie, le traitement rationnel à
suivre, à Vichy ou partout ailleurs, est une
tâche impossible. Dire ce qu'on doit entendre
par un traitement rationnel, ce sera assez

pour nous, si nous sommes parvenu à le faire comprendre; nous l'essaierons du moins.

Pour beaucoup de malades, pour quelques médecins même, le traitement ne consiste que dans le choix du médicament et dans le mode de son application, suivant la maladie. C'est là, à notre avis, la source et l'explication de bien des mécomptes.

Pourquoi donc, quand abondent les exemples de ces mécomptes, cette persistance à repousser une direction médicale, toujours utile, presque toujours indispensable ?

N'y a-t-il pas, dans tout traitement thermal, des indications à suivre, un but à atteindre, des inconvénients, un danger même à éviter ?

Nous nous adresserons, dans les quelques observations qui vont suivre, plutôt aux médecins qu'aux malades ; ceux-ci trouveraient peut-être que nous ne ménageons assez ni leur amour-propre ni leurs préjugés. Mais le temps, qui, tôt ou tard, vient en aide à la vérité, conciliera, nous n'en doutons pas, à notre opinion tous ceux qui n'ont pas de parti pris, et plus d'un profitera de notre avis, si tous ne nous en remercient d'abord.

Il y a d'ailleurs, dans l'état actuel, un danger trop sérieux, pour qu'on doive hésiter à le signaler ; nous dirons donc avec franchise et indépendance ce que nous croyons être le vrai, et comme nous n'aurons rien exagéré en faveur de notre opinion, nous devrons trouver croyance parmi nos lecteurs, de même que, parlant avec conviction, nous devons espérer de produire la conviction chez les autres.

Août 1861.

QUELQUES RÉFLEXIONS

SUR L'INSTITUTION

DU TRAITEMENT THERMAL, A VICHY.

PREMIÈRE PARTIE.

1. — On peut diviser en deux grandes catégories les eaux minérales que l'on a l'habitude de boire sur place. Les unes, peu actives, servent de prétexte, plutôt que de but, aux curieux et aux touristes, que la mode ou l'attrait des plaisirs attire aux stations thermales ; les autres, justement célèbres par leurs vertus médicatrices, ne devraient être fréquentées que par les malades dont l'état de santé réclame leur emploi.

2. — Parmi les stations thermales de cette dernière espèce, on doit placer en première ligne Vichy, dont les eaux chargées de sels divers, mais surtout de principes alcalins, constituent un médicament d'une remarquable puissance.

3. — La médication alcaline modifie profondément l'organisme humain. Cette action ne saurait être indifférente : elle est dangereuse si elle n'est pas indiquée par un état morbide sur lequel elle exerce une heureuse influence. Il y a toujours un grave inconvénient à apporter un dérangement quelconque dans les conditions physiques et physiologiques qui entretenaient un état de santé satisfaisant.

4. — Or, il y a actuellement une tendance marquée de l'Administration et du public à méconnaître cette vérité, et à ranger Vichy parmi

les eaux thermales dont l'eau peut être bue impunément.

Cette tendance se traduit, de la part de l'Administration, par l'adoption d'un système destiné à attirer à Vichy les gens bien portants qui vont aux eaux pour y chercher une distraction, et à favoriser pour eux, le libre usage de l'eau minérale. — Quant aux malades, convaincu de l'innocuité d'un moyen qu'on met si librement à leur disposition, un grand nombre d'entre eux ne craint pas de se prescrire et de s'administrer, pendant une vingtaine de jours, un médicament dont l'emploi devrait toujours être réglé avec soin.

Nous ne pensons pas cependant que la liberté illimitée dans l'usage de l'eau minérale, qui règne actuellement à Vichy, doive être considérée comme le point de départ du penchant d'un certain nombre de malades à se passer de toute direction médicale.

La disposition récente qui a proclamé le droit de libre usage des eaux minérales, a été évidemment inspirée par la croyance généralement répandue de l'inutilité de l'intervention médicale pendant le traitement thermal. Nous n'en voulons pour preuve que ce qui se passait antérieurement au décret, s'il est vrai que les relations d'un grand nombre de malades avec le médecin se bornassent à l'obtention du droit de se baigner moyennant une rétribution variable.

Nous examinerons bientôt l'action qu'a pu exercer, à Vichy, sur la situation actuelle, l'article 15 du décret du 28 janvier 1860. Il convient de rechercher auparavant les causes dont l'influence a provoqué cette disposition si nouvelle dans le régime des eaux minérales, et, en première ligne, les motifs qui, de tout temps, ont poussé le public à soustraire à toute direction médicale leur traitement à Vichy.

5. — « Les malades qui viennent à Vichy, » dit Alibert, « sont sortis pour la plupart des
» hautes classes de la société ; ils aiment à se
» nourrir de conceptions chimériques, refusent
» d'obéir ou veulent juger ce qu'on leur prescrit.
» Ici le médecin doit en quelque sorte tempérer
» son autorité, car il n'a souvent d'autres armes
» que celles de la persuasion. »

Ce qui était vrai du temps d'Alibert l'est encore aujourd'hui. Les malades qui viennent à Vichy ont, en général, reçu par leur éducation une instruction qu'ils croient suffisante pour leur permettre de soumettre toute chose à leur propre jugement. Ils tiennent à se rendre compte; ils veulent, à tout prix, des explications qu'il faut leur donner incomplètes, à peine de n'être pas compris, et sur un ensemble de données presque toujours inexactes, ils se créent une espèce d'éducation médicale qu'ils enrichissent ensuite entre eux, chaque malade apportant son contingent à cette science du hasard à laquelle ne manquent ni les professeurs, ni les adeptes, ni les aphorismes.

L'extension rapide de cette *médecine d'amateurs* a été singulièrement favorisée, à Vichy, par une circonstance qu'il n'est pas inutile de signaler.

6. — Les eaux minérales naturelles, chacun le sait, sont des médicaments composés, dont les effets sont complexes. L'analyse chimique révèle, à un degré très-approximatif du moins, leur composition intime; mais on se tromperait fort si l'on pensait trouver dans les résultats de cette analyse, l'explication de leur action sur l'organisme vivant.

On l'a dit souvent, et avec raison : rien n'est faux, en application, comme les théories en vertu desquelles on compare l'action des médicaments sur nos organes vivants, avec ce qui se passe dans un verre à expérience. On ne tient aucun compte, dans cette comparaison, d'une circonstance qui sépare largement ces deux ordres de faits et empêche toute assimilation et tout rapprochement. Cette circonstance, c'est la vie.

Le mode d'action des eaux minérales, il faut bien le reconnaître, reste pour nous un mystère, comme le mode d'action de tout médicament, quelque simple qu'il soit. C'est aux résultats de la clinique seule qu'il faut demander les règles de leur application. Seul, le véritable médecin peut les employer avec quelques chances de succès.

Malheureusement, il est moins facile de faire de la médecine raisonnée et raisonnable, que de faire de la chimie appliquée à la médecine. On a éludé cette difficulté, en créant, pour Vichy, une théorie commode qui met, en apparence au moins, l'application de l'eau minérale à la portée de toutes les intelligences, médicales ou non : cette théorie, c'est celle de *l'alcalinisation* de l'économie humaine par les principes minéraux de l'eau de Vichy.

Ce n'est point ici le lieu de montrer combien cette manière d'envisager la question est illusoire. D'autres l'ont fait d'ailleurs avec talent et autorité, et parmi eux, nous citerons notre savant et habile confrère M. Durand-Fardel, qui a victorieusement combattu cette opinion dominante encore à Vichy, il y a quelques années.

7. — Mais la théorie de l'alcalinisation, si elle a été abandonnée par la plupart de nos confrères, n'est pas destinée à tomber sitôt en discrédit auprès de bien des malades, qui y trouvent une malheureuse facilité pour diriger leur traitement. Beaucoup d'entre eux, encore aujourd'hui, croient avoir obtenu un succès important, lorsque leurs urines, acides auparavant, sont devenues alcalines; il y a là un fait palpable qui les contente. Ils ne sauraient comprendre que la présence des sels alcalins dans l'urine indiquât seulement que les principes minéralisateurs introduits, en excès, dans l'économie, en sont expulsés par toutes les voies excrétoires ; ils ne comprennent pas davantage que cette alcalinisation des excrétions ne peut, en aucune façon, servir à mesurer le degré d'action qu'ont pu avoir les eaux sur leurs organes, encore moins sur leur maladie.

Si nous avons insisté sur la théorie chimique, c'est qu'elle a été pour beaucoup, nous en sommes convaincu, dans l'impatience des malades contre tout contrôle médical, par suite de l'apparente et mensongère simplicité qu'elle a introduite dans le traitement thermal.

8. — Une autre cause, encore, a contribué au même résultat.

La médication par l'eau de Vichy, toute puissante qu'elle soit, ne détermine pas en général, rapidement, des accidents graves. Son action est lente et se traduit par une altération progressive dont les effets ne sont pas immédiatement appréciables. Beaucoup de malades quittent Vichy sans avoir réalisé encore l'amélioration qui ne doit se montrer que quelque temps après ; d'autres, qui n'ont éprouvé, pendant leur séjour à nos thermes, aucun accident, ne ressentiront qu'après un laps de temps variable les mauvais effets d'un traitement dont, jusque-là, ils croyaient pouvoir se féliciter.

Cette lenteur même dans l'action bienfaisante ou nuisible de nos eaux est une preuve nouvelle de leur puissance ; mais les accidents consécutifs dus, le plus souvent, à un traitement mal dirigé, sont rarement attribués à leur véritable cause, le malade ne comprenant pas leur apparition tardive.

9. — Un des motifs qui a surtout diminué aux

yeux des malades l'importance de l'intervention médicale a été, pourquoi ne le dirions-nous pas ? l'habitude attribuée, justement ou à tort, à quelques médecins, d'accepter des honoraires en échange d'une simple permission de bains.

En effet, aux yeux de certains malades, habitués anciens de Vichy, aux yeux des touristes qui voulaient seulement essayer de quelques bains minéraux, l'obligation de consulter le médecin ne devait constituer qu'une simple formalité. Pour le médecin, ce ne devait être non plus qu'un acte de pure complaisance, un acte entièrement gratuit.

Toutes les fois, au contraire, qu'il pouvait y avoir doute sur l'innocuité des bains minéraux, l'autorisation devait être strictement refusée, à moins qu'elle ne fût précédée d'un examen attentif et approfondi, auquel peu de malades se seraient d'ailleurs refusés. C'était là, nous ne nous le dissimulons pas, établir dans quelques cas une sorte de contrôle de la prescription médicale qui envoyait le malade à Vichy ; nous nous expliquerons bientôt sur ce point. Mais nous maintenons, dès à présent, que cette manière de procéder était à la fois dans l'intérêt du malade, auquel elle donnait une garantie de plus, et dans l'intérêt du médecin, dont elle sauvegardait la dignité, en lui imposant une responsabilité souvent moins légère qu'on ne veut bien le croire.

10. — Ces circonstances, aidées peut-être par quelques dissidences médicales, avaient établi une sorte de lutte entre les malades et les médecins; des réclamations soulevées par des faits exagérés à dessein, pour le besoin de la cause, ont eu pour résultat de faire proclamer la liberté illimitée de l'usage de l'eau minérale sous toutes les formes. Mais, nous le disons avec conviction, lorsque cette liberté a été concédée, l'intervention médicale était déjà pour beaucoup de malades une servitude dont ils avaient hâte de s'affranchir. Quelle meilleure preuve en veut-on que l'enthousiasme irréfléchi avec lequel a été salué par quelques-uns d'entre eux le décret du 28 janvier 1860?

11. — Deux saisons thermales ne se sont pas encore écoulées depuis l'apparition de ce décret, et, dès à présent, il est possible de juger comment une certaine portion du public a compris la mesure qui suspend, à Vichy, l'ancien régime de l'administration des eaux.

Pour les malades dont nous parlons, l'esprit de la loi peut se résumer ainsi : puisque le médicament est mis à notre entière disposition, c'est qu'il est inoffensif ; — puisque l'intervention du médecin n'est pas obligatoire, c'est qu'elle est inutile.

12. — Examinons cependant la disposition de cet article 15, si bien accueillie par les malades, et reçue avec trop d'émotion, selon nous, par les médecins qui exercent près des stations thermales (1).

L'ordonnance réglementaire du 18 juin 1823 avait reconnu et consacré, pour les malades, *la liberté de suivre les prescriptions de leurs propres médecins et même d'être accompagnés par eux.* Cette disposition assurément n'avait pas été édictée pour favoriser les médecins ; elle posait la limite dans laquelle pouvait s'exercer sagement la

(1) Nous n'avons pas ici à apprécier l'opportunité de la disposition ordonnée par l'art. 15 du décret de janvier 1860. Qu'il me soit permis de dire cependant qu'on nous semble avoir été trop loin, en n'exigeant pas une ordonnance médicale pour l'obtention d'un médicament. Car, il ne faut pas l'oublier, l'eau minérale est un médicament. Les lois et les arrêts en matière de falsification l'ont toujours décidé ainsi ; il n'y avait donc pas lieu, pour rester dans le vrai, de traiter l'usage de l'eau minérale autrement que celui de tout autre agent médicamenteux, et il en existe certainement beaucoup de moins dangereux.

2

liberté des malades, mais en sauvegardant l'intérêt bien autrement important de la santé publique, et la responsabilité particulière du gouvernement, propriétaire des principaux thermes.

Mais, a-t-on dit, cette restriction était illogique; l'usage des eaux à l'intérieur n'étant soumis à aucun contrôle médical, pourquoi en exiger un pour l'usage des bains dont l'action n'est certainement pas plus active?

En y réfléchissant un peu, on verra que l'obligation de la signature ou de la présence du médecin pour l'usage des bains, impliquait inévitablement la garantie du contrôle médical pour l'usage des eaux en boisson. Car pourquoi supposer que le malade, averti par sa prescription médicale de la mesure dans laquelle il devait user des bains et de la boisson, se serait-il volontairement exposé aux inconvénients ou aux dangers d'un usage immodéré de l'eau?

Et d'ailleurs ne voit-on pas où conduit la logique de l'objection?

Pourquoi, demanderons-nous à notre tour, si l'emploi des eaux minérales doit être libre, pourquoi soumettre à une autorisation préalable l'ouverture et l'exploitation des établissements thermaux?

Pourquoi créer une inspection *médicale* auprès de ces établissements ?

Allons plus loin encore : pourquoi les édits royaux et les arrêts du Parlement de 1682, 1748 et 1777, les décrets et lois de l'an VII et de l'an XI , défendent-ils de vendre ou distribuer aucunes compositions ou préparations pharmaceutiques *sans une prescription médicale ?*

Pourquoi, enfin, n'est-il pas permis à tout le monde d'exercer, sans diplôme, la médecine des eaux minérales ?

C'est que tout cela est matière d'ordre public, et que si, pour le commerce et l'industrie, la théorie de la liberté est une belle et bonne chose et un véritable progrès, il n'en saurait être de même pour la santé publique, qui a toujours été le premier objet de la sollicitude des gouvernements, — disons plus, le premier devoir des gouvernements.

C'est sur ce principe que reposait l'ordonnance de 1823 ; son but manifeste était de placer nécessairement, à côté du malade, un homme de l'art qui pût le diriger, au moins l'avertir et le protéger contre sa propre imprudence. Le malade pouvait ainsi, dans les inévitables incidents de tout traitement médical, réclamer, sans embarras, l'assistance immédiate du médecin auquel il avait été obligé de s'adresser d'abord. Il trouvait dans ses conseils, une direction indispensable, qu'il va chercher aujourd'hui dans de petits livres qu'il ne comprend pas, même quand ils sont compréhensibles. Aussi qu'arrive-t-il trop souvent? C'est qu'à moins d'un danger imminent, une fausse honte empêche le malade de recourir aux soins du médecin qu'il s'est abstenu de consulter en arrivant, et combien d'accidents qui pouvaient être prévenus ou facilement réparés s'en aggravent d'une manière fâcheuse !

Le rapport à l'Empereur qui a précédé le décret du 28 janvier 1860 reconnaît, il est vrai, la nécessité d'une direction médicale et le danger de s'en passer; le décret lui-même charge le médecin-inspecteur de veiller à *l'exécution des dispositions qui se rapportent au traitement des malades*, mais sans restreindre *la liberté qu'ont les malades de suivre les prescriptions de leur propre médecin ou d'être accompagnés par lui.*

C'est, jusque-là, le système de l'ordonnance de 1823; mais l'article 15 ajoute que *l'usage des eaux n'est subordonné à aucune permission, ni à aucune ordonnance de médecin*, et parmi les motifs de cette grave innovation, le rapport cite la convenance de permettre à MM. les touristes de prendre, sans prescription médicale, quelques bains ou quelques verres d'eau minérale. Mais cette considération, nous en sommes convaincu, n'a pas été mise sérieusement en parallèle avec l'intérêt des malades, seule population dont il convienne de s'occuper à Vichy.

Certes, il est permis à tout le monde de se rendre malade, et jamais il n'a été défendu à personne, à Vichy, d'absorber assez de verres d'eau pour y arriver ; de nombreux exemples le prouvent. Mais les bains minéraux, quelles sensations inconnues peuvent-ils offrir ? Quels avantages présentent-ils, au point de vue de la curiosité, sur les bains d'eau commune, lorsque leur seul effet est de modifier, d'une façon inappréciable aux sens et préjudiciable, la santé de ceux qui n'en ont pas besoin ? Dans tous les cas, il était facile de donner satisfaction à ce besoin sans porter atteinte au principe d'ordre humanitaire qui a toujours régi la matière. Le décret lui-même en fournit le moyen, lorsqu'il déclare (art. 10) qu'on ne peut rien exiger des malades dont on *ne dirige pas le traitement*, ou auxquels on *ne donne pas de soins particuliers*.

Restons donc, malgré les énonciations du rapport, dans la croyance que le but réel de l'article 15 du décret qui a proclamé le libre usage des eaux minérales, n'a pas été de donner à quelques curieux la facilité puérile de se baigner dans de l'eau minéralisée. N'a-t-il pas été plutôt de supprimer l'obligation, quelquefois abusive, comme nous l'avons dit plus haut, de payer la permission pure et simple de se baigner ? Il y a en toute mesure, en effet, à côté de la raison qu'on dit, la raison qu'on ne dit pas, et, dans le cas présent, nous apprécions le juste et honorable ménagement pour le corps médical, qui a porté peut-être à la taire.

Mais si cela était, ce n'est pas nous qui nous en plaindrions. La suppression d'un tel abus, s'il a existé exceptionnellement, ne saurait exciter ni la susceptibilité ni les regrets du public médical. Tout médecin vraiment digne de ce nom sait que ce qui maintient et relève aux yeux de tous la dignité professionnelle est avantageux au corps entier, et si quelques-uns de ses membres avaient oublié ces mots inscrits dans le serment à Hippocrate : *Nunquam mercedem nimiam flagitare* (1), il n'est personne qui voulût élever la voix pour les défendre.

(1) Ne jamais demander un salaire supérieur au service rendu.

Mais en supprimant l'abus, et, comme on l'a vu, l'article 10 suffisait pour y pourvoir, n'a-t-on pas été trop loin en supprimant, en même temps, l'obligation du contrôle médical ? — Était-ce assez d'avertir le malade du danger de se passer de ce contrôle, et fallait-il cesser de le protéger contre lui-même ?

Ce qui se passe à Vichy nous fait craindre que l'interprétation irréfléchie donnée au décret de 1860 n'en ait fatalement exagéré le but et la portée. Nous exposerons brièvement les faits ; ceux-là seuls pourront les taxer d'exagération qui ne les ont pas eus, tous les jours, comme nous, sous les yeux.

DEUXIÈME PARTIE.

13. — La médecine est de toutes les sciences
la plus facile, si l'on en juge par le nombre de
ceux qui croient la connaître, uniquement parce
qu'ils ne l'ont jamais étudiée. Tout le monde, ou
peu s'en faut, se croit capable de donner des conseils médicaux. Vous plaignez-vous d'un mal
quelconque, vous aurez à l'instant autant de re-
mèdes que d'assistants (1). La difficulté, dirait-on,
n'existe que pour le médecin.

(1) De tous côtés il vient des donneurs de recettes. (La Fontaine.)

Le corps médical n'a pas, sans doute, à s'émouvoir de cette concurrence universelle plus que de ces plaisanteries ressassées qui ornent les vaudevilles et courent les rues sans faire grand mal à personne ; mais il ne saurait rester indifférent à cette triste facilité du public à accorder plus de créance aux ordonnances de ces médecins sans diplôme qu'aux conseils, souvent moins hardis, du véritable médecin. Cette malheureuse disposition n'explique que trop le succès inouï de quelques charlatans, contre lequel protestent en vain les faits les plus graves ; elle explique surtout et la foi aveugle des classes inférieures dans l'*omniscience* des sorciers, et la crédulité que rencontrent, dans les classes élevées de la société, des systèmes bien autrement absurdes que la sorcellerie elle-même.

14. — Mais c'est surtout parmi les habitués des stations thermales, et parmi les buveurs d'eau de Vichy, en particulier, que se rencontre la prétention la plus grande à l'art de guérir. Cette prétention est fondée sur une ignorance qui se méconnaît, la pire de toutes les ignorances. A Vichy, la science médicale est constamment à l'ordre du jour ; chaque hôtel, chaque table d'hôte, chaque

banc du parc est érigé en succursale de l'École de médecine. Les plus hautes questions de la science, les problèmes les plus difficiles de la thérapeutique y sont discutés et résolus péremptoirement et sans efforts. Malades et médecins, tout est jugé avec une égale facilité, et Dieu sait comment. En veut-on des exemples ? ils abondent ; citons *textuellement* et au hasard.

— Le docteur X. vous fait boire à l'hôpital ! Il ne sait ce qu'il fait. Les Célestins seuls vous conviennent. Je suis goutteux aussi, et il y a dix ans que j'en bois. — Comment ! le docteur Y. vous permet de manger des cerises ! C'est un ignorant, il ne sait pas sans doute que les fruits sont acides. — Votre médecin vous défend de vous baigner ! Eh bien ! vous êtes bon de l'écouter. Moi je prends régulièrement mes vingt et un bains. Aussi pourquoi prendre un médecin pour vous faire dire de boire de l'eau ? Je n'en ai pas besoin pour cela, et j'aime bien mieux dépenser au café l'argent que je lui donnerais, etc., etc.

A ceux qui pourraient penser que nous exagérons, nous dirons que, tous les jours, on rencontre de ces Hippocrates improvisés qui passent leur temps à tremper dans de l'urine de petits morceaux de papier de nuances différentes. Pour eux, le *spectre rouge* est une réalité. Rappelons encore cette ridicule comédie du congrès des malades qui s'est jouée à Vichy il y a quelques années.

15. — L'éducation médicale mutuelle, commencée habituellement dans les voitures du chemin de fer qui s'arrêtent à Saint-Germain, se complète souvent à Vichy, par l'achat d'un petit livre destiné, en apparence au moins, à initier le public aux règles du traitement thermal. Le malade qui se traite lui-même achète ordinairement un *Guide,* et Dieu sait comment il est guidé. Vous diriez à ce même malade : « Vous êtes atteint d'une fluxion de poitrine, voici un excellent traité de la pneumonie. Soignez-vous en en suivant les préceptes ; » il vous répondrait indubitablement en envoyant chercher un médecin. Mais ce même individu qui reculera devant l'idée de soigner une maladie simple en général, et bien connue, ne balancera pas à se traiter lui-même d'une maladie chronique, que toute l'habileté du médecin a souvent de la peine à connaître complétement. Il hésitera s'il s'agit d'un vésicatoire à appliquer ; il ne fera nulle difficulté d'avaler, sans mesure, de l'eau minérale dont l'action, cependant, est autrement dangereuse.

Disons-le donc franchemen*, il y a dans les *Guides médicaux* un danger réel pour les imprudents qui, ne comprenant pas le véritable mobile de la plupart de ces publications, y chercheraient sans discernement des préceptes curatifs utiles.

16. — Avant d'apprécier les résultats des traitements minéraux mal dirigés, ou plutôt manquant de toute direction médicale, expliquons ce qu'il faut entendre, selon nous, par un traitement thermal, car on s'en fait, en général, une idée très-fausse.

Pour le public, le traitement par l'eau minérale se borne à ceci : « Étant donnée une maladie pour laquelle on envoie le malade à Vichy, prendre une certaine quantité de l'eau destinée à guérir la maladie sur laquelle elle agit directement. »

Certes, si le problème était aussi simple, il ne faudrait pas une grande science pour le résoudre. La seule difficulté serait de faire supporter le traitement et de mesurer les quantités du médicament à la plus ou moins grande facilité avec laquelle le malade peut le supporter. Malheureusement, cette manière d'entendre l'action d'un moyen curatif est aussi fausse pour l'eau minérale qu'elle l'est pour tout autre agent thérapeutique.

Il serait indispensable, pour faire bien comprendre le véritable mode d'action d'un médicament, d'entrer dans des détails de pathologie générale qui seraient déplacés ici. Bornons-nous à l'énoncé de ce principe que *le médicament n'agit que par la modification qu'il introduit dans la manière dont s'accomplissent les fonctions qui, par leur ensemble, constituent la vie.* Le médicament ne guérit pas lui-même ; il place, par son action, l'organisme humain dans des conditions favorables à la guérison : celle-ci ne peut être obtenue que par une succession de phénomènes réparateurs dont le point de départ se trouve chez l'individu lui-même. L'action directe du médicament sur la maladie n'existe dans aucun cas.

17. — Cela est vrai pour toutes les maladies aiguës ou chroniques; mais pour ces dernières, et c'est de celles-là qu'on s'occupe à Vichy, il y a une autre particularité à signaler, en raison de la cause qui leur a donné naissance.

Si les maladies aiguës se montrent quelquefois accidentellement pour ainsi dire, il n'en est pas de même des affections chroniques.

Celles-ci sont le plus souvent la manifestation physique d'un état morbide général, d'un mode de vie particulier. Cette cause première constitue la maladie véritable dont l'affection locale n'est que le symptôme pathologique.

18. — Prenons un exemple pour rendre notre pensée plus claire, et nous le choisirons parmi les malades qu'on traite le plus souvent à Vichy.

Voici quatre individus, tous dyspepsiques, c'est-à-dire ayant tous des digestions difficiles et douloureuses. L'affection locale est la même pour tous les quatre ; mais la cause morbigène, la vraie maladie, sera bien différente.

L'un de ces malades sera un homme que l'abus d'un régime tonique et trop stimulant aura rendu dyspepsique ; un autre, placé dans des conditions opposées, devra, à une nourriture de mauvaise qualité et insuffisante, ou à une cause débilitante quelconque, le dérangement de ses fonctions digestives ; le troisième aura des troubles nerveux de l'estomac ; le quatrième sera atteint d'une dyspepsie goutteuse.

Chez tous ces malades, le traitement, pour être efficace, doit s'adresser bien plus à la cause qui a produit l'affection locale qu'à l'affection elle-même. Le médicament ne peut agir qu'en modifiant cette cause dans des limites convenables.

Entre le médicament et la maladie qu'il est destiné à guérir, il y a un troisième élément dont il
faut tenir grand compte : c'est la modification
vitale de l'individu, dans un sens opposé à celui
qui a donné lieu à l'affection locale.

Il est facile maintenant de comprendre ce que
doit être un traitement minéral. Il ne s'agit pas
de faire prendre de l'eau de Vichy et de la faire
supporter à des doses plus ou moins fortes, il faut
appliquer son emploi à la modification de l'état
général de l'individu qu'on a sous les yeux. De
là, une foule de règles particulières de traitement;
de là, la nécessité d'un régime exclusivement applicable à chaque cas différent; de là, l'obligation
de mettre en usage toutes les précautions indiquées par l'organisme malade qu'il s'agit de remettre dans la bonne voie.

Dans l'exemple que nous avons cité, l'eau de
Vichy donnera pour chacun de nos malades des
résultats sérieux et dans des limites variables.
Mais pour tous, l'application du médicament
doit-elle être la même? Nullement! Le régime
alimentaire et toutes les conditions accessoires du
traitement devront, au contraire, varier à l'infini,
si l'on veut obtenir du médicament les effets
qu'on est en droit d'en espérer.

Admettons néanmoins que les quatre malades soient atteints de dyspepsie d'origine semblable et au même degré, le traitement n'en devra pas moins varier. L'un est dans la force de l'âge, l'autre est arrivé au déclin de la vie; l'un est lymphatique ou scrofuleux, un autre est d'un tempérament sanguin. N'y a-t-il pas là une cause de nouvelles précautions et une source d'indications particulières?

Et lors même que les conditions d'âge, de force, de tempérament, de constitution, seraient identiques en apparence, ne voit-on pas, tous les jours, les différences les plus tranchées dans la manière dont agissent les médicaments sur les individus différents? Pour tel malade, deux verres d'eau de Vichy seraient une dose trop forte ; pour tel autre, placé en apparence dans les mêmes conditions, des quantités relativement énormes du même médicament seront supportées sans résultat apparent.

Ce qui est vrai pour la dyspepsie, est vrai pour toutes les maladies qui se traitent à Vichy. Il n'en est presque aucune dont il ne faille chercher le point de départ dans un état morbide général, héréditaire ou acquis. Il n'est presque aucun individu chez qui un régime particulier ne doive réglementer l'usage des eaux minérales.

19. — Les données théoriques que nous venons d'exposer sont fertiles en applications. Il en est deux que nous ne saurions passer sous silence, car elles touchent de près à la question qui nous occupe.

La première conséquence que nous en tirons, c'est qu'on est tombé dans une erreur singulière, en astreignant tous les malades à suivre le même régime, uniquement parce qu'ils boivent de l'eau de Vichy.

La proscription banale des fruits et des acides a été le résultat de la théorie chimique signalée plus haut ; elle est tellement enracinée dans les habitudes des malades à Vichy, qu'elle survivra probablement à la théorie dont elle est émanée.

M. le docteur Durand-Fardel, dans ses *Lettres médicales sur Vichy*, s'est élevé avec juste raison contre ce préjugé. Il est tout aussi absurde de défendre les fruits dans tous les cas, qu'il le serait de les prescrire à tous les malades indistinctement. Ce n'est pas le traitement par l'eau minérale, ce sont les conditions dans lesquelles se trouve le malade qui doivent régler le régime à suivre pendant une cure faite à Vichy.

La deuxième conséquence pratique sur laquelle nous devons appeler l'attention, a une importance bien plus grande encore; elle est souvent perdue de vue.

C'est la nécessité de n'agir contre les affections chroniques qu'avec une certaine circonspection et une sage lenteur.

Les conditions de la vie animale ne changent que lentement. Tant que l'état diathésique n'est pas modifié suffisamment, sinon détruit, ce qui est excessivement rare, on doit toujours craindre de le voir se manifester de nouveau. Cette manifestation nouvelle peut être une récidive de l'affection chronique locale qui a disparu ; elle peut consister au contraire dans le développement d'accidents nouveaux d'une gravité beaucoup plus grande.

Un exemple, pris dans la pratique de Vichy, nous viendra encore en aide.

Supposons deux arthritiques atteints l'un et l'autre de goutte régulière, à forme tonique.

Chez l'un, l'administration raisonnée de l'eau de Vichy prise à petites doses, et l'emploi de moyens hygiéniques appropriés à son état, amèneront une diminution lente des accidents articulaires. Cette diminution marchant parallèlement à l'affaiblissement de la diathèse arthritique, il y aura amélioration durable et sans danger.

Chez l'autre, au contraire, la disparition subite de l'affection locale fera présager un succès complet. Mais bientôt des accidents de forme différente, quelquefois mortels, viendront désabuser cruellement ceux qui pouvaient croire à une guérison miraculeuse. Ces faits sont loin d'être rares ; mais ils échappent facilement à l'observateur, parce qu'ils ne sont pas rapportés, le plus souvent, à leur véritable cause.

Nous avons cité la goutte, car c'est pendant le cours des affections arthritiques que ces faits se montrent le plus ordinairement, mais ils se retrouvent dans toutes les maladies chroniques.

Nous ne poursuivrons pas le développement d'idées banales pour tout médecin qui se donne la peine de réfléchir lorsqu'il prescrit un médicament.

Ce qui précède suffit pour faire comprendre ce que doit être un traitement appliqué d'une façon rationnelle, et pour démontrer que le problème de la médication thermale n'est pas aussi simple qu'il semble l'être au premier abord.

TROISIÈME PARTIE.

Le traitement par une eau minérale quelconque, et par l'eau de Vichy en particulier, peut-il être utilement confié au malade lui-même ?

Un médecin peut-il, à distance, prescrire et diriger ce traitement ?

Telles sont les deux questions qu'il nous reste à examiner.

20 — Nous ne chercherons pas à prouver à l'aide de raisonnements combien il est impossible que le malade dirige lui-même, d'une façon utile, un traitement thermal. Le bon sens le plus ordinaire suffit pour le comprendre. Nous aimons mieux donner la preuve de ce que nous avançons, par l'exposé des faits irrécusables qui viennent chaque jour démontrer la vérité de notre assertion.

21. — Voyons donc de quelle manière le traitement thermal est appliqué par les malades qui croient pouvoir se passer de médecin, et quels sont les résultats de ce traitement.

Dès le jour de son arrivée, ou le jour suivant, notre malade se hâte d'aller se baigner pour ne pas perdre un seul jour. Puis, guidé par les conseils de quelque adepte, il va boire un certain nombre de verres d'eau à la fontaine que lui indiquent ses notions médicales sur Vichy. S'il a une affection du foie, il ira boire à la grande grille; s'il est dyspepsique, il choisira l'hôpital; est-il goutteux, graveleux, ou diabétique, il n'hésitera pas une seule minute à préférer les Célestins à toutes les autres sources. — C'est là la base de toute éducation médicale faite à Vichy. S'il est moins sage encore, il boira successivement à toutes les fontaines qu'il rencontre sur sa route , jusqu'à ce qu'il ait trouvé celle qu'il croit lui convenir le mieux.

Le régime suivi pendant ce traitement ne varie pas : le malade se prive plus ou moins rigoureusement de fruits et d'acides, et croit avoir rempli toutes les conditions d'un traitement bien appliqué.

Quant à la quantité d'eau absorbée en boissons, elle variera suivant que le malade est prudent ou ne l'est pas , ou suivant sa foi plus ou moins robuste dans l'activité du traitement. Quelques accidents et des conseils médicaux répétés ont fait introduire dans cette quantité un peu de modération , mais on croirait difficilement jusqu'à quel point certains malades, animés d'un esprit de ridicule bravade, ont poussé l'excès en ce genre, il y a quelques années.

22. — Voilà de quelle manière le traitement est institué. Voyons maintenant quels sont ses résultats.

Après quelques jours , il peut survenir deux choses: l'amélioration est nulle, ou bien il se produit quelques dérangements dans la santé. Notre malade se livre alors à de nouveaux tâtonnements dont le moindre inconvénient est de lui faire perdre un temps précieux. Si le malade est prudent, il diminue la quantité d'eau prise en boisson et la réduit à une dose minime. Les accidents cessent alors; il arrive, tant bien que mal, à la fin de son traitement, et quitte Vichy après avoir fait sa saison, c'est-à-dire, après avoir pris vingt et un bains.

Si ce malade part avec une amélioration légère, il est persuadé qu'il a parfaitement dirigé son traitement, et reste convaincu qu'il a obtenu tout ce qu'il pouvait obtenir. Il ne se demande pas si un traitement rationnel eût produit de meilleurs résultats : partout il va proclamant l'innocuité des eaux de Vichy, d'autant plus fier de son succès apparent qu'il ne le doit qu'à lui-même.

Si, au contraire, le traitement incomplet arrive à son terme sans résultats fâcheux, mais aussi sans amélioration notable, c'est que Vichy ne convient pas au malade, et l'on étonnerait beaucoup de gens en leur disant que ce n'est pas à l'ineffi-cacité de l'eau minérale qu'ils doivent attribuer le résultat négatif qu'ils ont obtenu, mais à sa mauvaise application.

Dans d'autres cas, les accidents du début ne

cessent pas tout de suite, et le buveur d'eau, inquiet et découragé, convaincu que les eaux sont impuissantes à le guérir, peut-être même dangereuses pour lui, quitte Vichy après quelques jours. Il y laisse derrière lui la santé que quelques conseils médicaux auraient pu lui faire trouver, en rendant possible pour lui un traitement qu'il faut quelquefois des précautions infinies pour faire supporter.

Les résultats d'une médication thermale insuffisante ne sont pas toujours limités au temps que passe le malade à Vichy ; un traitement thermal complet n'agit souvent que tardivement, et lorsque le malade l'a cessé depuis quelque temps. Mal dirigé, il n'agit jamais de cette façon, et, pendant toute l'année, le malade souffrira des mauvais effets de son incurie.

23. — Nous venons de voir ce qui se passe lorsque le traitement a été insuffisant. Il est des cas, au contraire, où le but aura été dépassé, et le danger est alors beaucoup plus grand. Nous renvoyons pour l'explication de ce fait à ce que nous avons dit sous le n⁰ 19.

Il n'est pas d'année où ne se produisent quelques faits de ce genre dans la pratique de Vichy,

soit que les accidents apparaissent immédiatement
après la cure, soit qu'ils ne se développent qu'après
une période de temps assez longue, pendant laquelle le malade a pu se féliciter d'un traitement
qui l'a, en apparence, si heureusement débarrassé
de sa maladie.

Nous avons supposé jusqu'ici que le malade
qui se soigne à Vichy est réellement atteint d'une
maladie pour laquelle la médication thermale est
indiquée à juste titre. Il arrive fort souvent qu'il
n'en est pas ainsi. On comprendra sans peine que
dans ce cas, le danger est beaucoup plus grand
encore.

Il en est de même dans les cas assez nombreux
où une affection concomitante, qui ne s'est pas
encore révélée, contre-indique formellement l'emploi du traitement alcalin. Telle est, par exemple,
la phthisie pulmonaire, si fréquemment latente à
son début, et qui s'accompagne souvent de troubles
gastriques qui la masquent ; telle est la prédis-
position aux congestions sanguines vers la tête ;
telles sont, encore, certaines formes de cirrhose
du foie ; telles sont presque toutes les affections
du cœur et des gros vaisseaux.

Dans tous ces cas, l'excitation thermale et l'action des eaux donnent lieu souvent à une impul-

sion vive de la maladie, à des accidents subitement ou rapidement mortels.

Un exemple récent, et qui a eu, à Vichy, assez de retentissement pour que nous nous dispensions de le citer, vient de mettre en lumière d'une façon bien triste, la vérité de cette assertion. Il n'est presque pas d'année où quelques cas de mort subite, survenant à la suite d'un traitement thermal mal dirigé, ne vienne servir d'exemple et avertir du danger qu'il y a à négliger les précautions qui doivent toujours accompagner le traitement des maladies à Vichy.

24. — Nous venons de tracer, sans le noircir, le tableau des inconvénients principaux et des dangers que présente la non-intervention du médecin dans le traitement par toutes les eaux actives et en particulier par l'eau de Vichy. Nous n'avons pas cherché à effrayer les malades, et nous avons la conscience d'être resté en deçà de la réalité.

Ces inconvénients, ces dangers, sont-ils donc compensés par la petite satisfaction d'amour-propre que donne au malade le droit de dire qu'il a pu se soigner lui-même ? Car nous voulons bien croire que, le plus souvent, l'économie d'argent qui résulte pour lui d'une telle conduite n'est que

secondaire, lorsqu'on la rapproche surtout des dé-
penses qu'entraînent nécessairement un voyage et
un séjour de trois semaines à Vichy. Nous sommes
d'autant plus fondé à émettre cette opinion, que
beaucoup des malades qui croient pouvoir se
passer de tout avis médical appartiennent aux
classes aisées de la société.

On vient de voir, d'ailleurs, à quel prix s'obtient
cette prétendue économie.

Objectera-t-on aux faits que nous venons de
signaler que, tous les jours, des malades boivent
les eaux sans inconvénient, et même en retirent un bénéfice incontestable, alors même qu'ils
se sont livrés à leurs propres inspirations médicales ?
Nous sommes loin de le nier, et nous nous sommes
déjà en partie expliqué à ce sujet sous les n°s 7
et 8 ; nous irons même plus loin, et nous admettons que certains malades supportent impunément
un traitement qui, appliqué à d'autres individus,
aurait les suites les plus déplorables.

Mais, qu'on ne l'oublie pas, la plupart de ces
malades sont d'anciens buveurs d'eau de Vichy,
chez lesquels l'habitude de la médication a établi
une sorte de tolérance. Ils ont été d'ailleurs, le
plus souvent, dirigés pendant longtemps, et ils
continuent à employer le mode d'administration

des eaux qui jusque-là leur a réussi, oubliant un peu trop que chaque année qui s'écoule les place dans des conditions différentes, par suite des modifications introduites dans leur organisme par l'âge, le temps écoulé et les résultats des médications antérieures : modifications dont il serait utile de mesurer l'étendue et de tenir compte.

N'oublions pas non plus que, si l'on rencontre à Vichy ceux qui se trouvent bien de leur traitement thermal, on n'y retrouve plus ceux dont la conduite imprudente a provoqué des accidents.

Alors même qu'ils reviennent à Vichy, ils se gardent bien de publier qu'ils doivent à eux-mêmes et à leur imprévoyance le peu de succès de leur traitement ou les accidents qu'il a déterminés. Le même sentiment d'amour-propre qui porte le malade à exagérer la réussite qu'il peut s'attribuer, lui fait passer sous silence les revers dont il ne peut accuser que lui-même.

De ce qui précède, il nous est permis de conclure, croyons-nous, qu'ainsi que nous l'avons dit en commençant, la direction du traitement médical ne saurait être abandonnée au malade sans inconvénients et sans dangers pour lui.

25. — La direction émanant d'un médecin

éloigné de la station thermale est-elle suffisante pour assurer le succès du traitement?

C'est la question qu'il nous reste à examiner.

Les eaux minérales constituent, de l'avis général, le remède le plus puissant que l'on puisse opposer aux maladies chroniques, et cependant il est peu de médicaments dont les effets et l'application soient aussi incomplétement connus d'un grand nombre de praticiens.

L'opportunité de la médication thermale est quelquefois mal jugée ; l'administration même de l'eau, et les questions de détail qu'elle entraîne, sont méconnues beaucoup plus fréquemment encore.

Et il ne saurait en être autrement, car les travaux sérieux d'hydrologie médicale ne sont point communs, et peu de médecins peuvent étudier par eux-mêmes et sur place les effets des eaux minérales.

De toutes les eaux minérales de France, celles de Vichy sont peut-être celles dont les indications et les effets sont le mieux connus, et cependant il n'est pas rare d'y voir envoyer des malades pour lesquels le traitement alcalin ne peut être d'aucun secours, et peut même présenter des dangers. Il n'est pas de médecin résidant à Vichy qui ne rencontre de temps à autre quelques cas de cette espèce.

26. — Les médecins exerçant auprès des stations thermales font des eaux minérales l'objet de leurs études de tous les jours ; ils ont constamment sous les yeux des malades atteints des mêmes affections, traités par le même agent thérapeutique ; ils peuvent donc en saisir les indications avec une grande sûreté. En s'abstenant de leurs conseils, le malade se prive d'un avis utile et que le médecin traitant doit provoquer lui-même pour mettre à l'abri sa propre responsabilité, sans qu'il y ait là rien qui puisse alarmer son amour-propre.

Ne voit-on pas tous les jours, en effet, les hommes les plus éminents de la science réclamer pour leurs clients les conseils d'hommes spéciaux, auxquels leurs travaux exclusivement dirigés vers un seul objet donnent une plus grande autorité sur un point particulier de la pratique médicale ?

Il est d'ailleurs impossible de décider d'avance le mode d'administration des eaux pour un malade qu'on envoie à une station thermale. Quelques médecins, nous le savons, ne partagent pas cette opinion, et nous l'avons vu par l'exemple de consultations, qui fixaient d'avance le choix et la quantité de l'eau à boire , et le nombre de bains à prendre. La pratique ne saurait confirmer ces prescriptions purement théoriques.

Tout médecin ayant exercé à Vichy pendant longtemps et qui se fixerait ensuite à Paris, par exemple, serait certainement un bon juge de l'opportunité du traitement minéral ; mais il connaîtra trop bien les eaux de Vichy pour dire par exemple à un malade : *Vous ne prendrez que quinze bains et vous boirez quatre verres d'eau à la grande grille pendant vingt-huit jours.*

Il sait, en effet, que ce n'est pas la maladie qu'il faut traiter, mais bien le malade. Or rien ne peut indiquer d'avance quelle est l'impressionnabilité (qu'on me passe ce mot) d'un individu à un médicament donné. Il faut nécessairement *tâter* cette susceptibilité avant de prescrire définitivement un traitement. Vouloir le déterminer d'avance, c'est se donner un air d'infaillibilité et une apparence de science que n'affectera jamais un médecin consciencieux ; si, en effet, le succès vient à l'appui d'une telle manière de faire, c'est que le hasard s'en sera mêlé, et à côté de la chance très-éventuelle du succès, se trouve presque toujours la certitude d'un mécompte.

27. — Nous ne contestons pas, cependant, que beaucoup de malades ne préfèrent suivre l'avis de leur médecin ordinaire, dussent-ils même s'en trouver moins bien. Leur motif est que leur médecin les soigne depuis longtemps, qu'il connaît *leur tempérament*, et sait donc mieux que personne ce qui leur convient.

Demandez à ces malades ce qu'ils entendent par *leur tempérament*, et ils seront fort embarrassés de vous répondre; c'est une phrase toute faite qu'ils appliquent, et pas autre chose.

Sans doute ils entendent dire par là, sous une formule polie, que leur constitution, les conditions héréditaires de leur santé, leur santé antérieure elle-même, chaque détail de leur maladie sont inconnus au médecin consultant. Mais quel praticien voudrait prescrire un traitement quelconque sans s'être mis, par un examen approfondi, complétement au courant de tout ce qui touche à l'état de santé de son malade? Celui-là qui agirait autrement ne serait pas un véritable médecin, ce serait un industriel tout au plus.

28. — Supposons maintenant que le traitement thermal ait été rationnellement ordonné, est-ce donc chose indifférente que d'en surveiller l'action?

Il n'est point de médicament, quelque peu actif qu'il puisse être, dont l'administration prolongée ne doive être suivie.

Or, quel moment le malade choisit-il pour se soustraire à toute direction médicale? C'est celui où, changeant toutes ses habitudes, il se place dans des conditions hygiéniques entièrement nouvelles; c'est celui où il entreprend une médication altérante énergique, puissante pour faire le mal, parce qu'elle est puissante pour faire le bien; c'est le moment enfin où s'opère dans sa santé une révolution dont toutes les phases doivent être dirigées avec la plus grande précaution, s'il veut obtenir un résultat complet et sans danger pour l'avenir.

Il est rare, d'ailleurs, que le traitement thermal, à Vichy, s'achève sans quelques oscillations dans la santé. Il est utile, alors, que le médecin soit là pour parer aux accidents, quelque légers qu'ils soient, pour encourager le malade et lui donner les moyens de continuer utilement sa cure; pour la faire suspendre, au contraire, sans tergiversation, si cela est nécessaire.

Résumons ce qui précède par une comparaison : le malade, lorsqu'il repousse l'intervention médicale pour arriver à la curation de sa maladie, ressemble au voyageur qui, pour atteindre le sommet d'une montagne escarpée, se passerait d'un guide. Il pourrait se faire qu'il y arrivât, mais ce ne serait jamais qu'au prix de temps, de fatigues et de graves dangers.

29. — Avant de terminer, disons un mot des effets que peut produire la non-intervention médicale dans le traitement à Vichy, sur l'avenir de cette station thermale si importante.

Vichy n'est pas et ne sera jamais, quoi que l'on puisse faire, une de ces villes d'eaux dont le succès est dû aux plaisirs qu'on y rencontre; l'admirable efficacité du médicament que la nature lui a si libéralement prodigué est et restera le seul motif qui puisse y attirer le public.

Qu'on rende pour les malades le séjour de Vichy agréable, rien de mieux: la distraction n'est pas un moyen curatif sans intérêt; mais, nous le disons avec franchise, le jour où les malades cesseront d'affluer à Vichy, ce jour-là Vichy sera perdu, car il n'y viendra plus personne.

Que les accidents graves se multiplient à la suite de la liberté accordée à chacun d'exercer la médecine sur soi-même; que les résultats des cures ainsi entreprises restent seulement incomplets: ce

n'est pas à la conduite imprudente des malades
que s'en prendra l'opinion publique, c'est aux
eaux elles-mêmes ; on mettra en cause le médicament alors qu'on ne devrait accuser que son administration inopportune ou déréglée.

La frayeur des uns, le dénigrement intéressé
des autres, se joindront aux effets mauvais des eaux
de Vichy mal appliquées, et la première station
thermale de France et du monde entier verra di-
minuer la faveur dont elle jouit aujourd'hui à si
juste titre.

30. — Nous ne pousserons pas plus loin cette
étude très-sommaire.

Ce que nous avons dit suffira peut-être pour
éclairer quelques-uns de ceux qui ne savent pas.

Des volumes entiers écrits par des hommes à
qui leur talent et leur position donnent une autorité bien plus grande que la nôtre, ne suffiraient
pas pour convaincre un seul de ceux dont l'in-
crédulité repose sur un parti pris d'avance.

PARIS. — IMPRIMERIE CENTRALE DE NAPOLEON CHAIX ET C⁰, RUE BERGÈRE, 20. — 6984.